AF613898

DES CONSULTATIONS MÉDICALES

ET DU CHARLATANISME.

DES
CONSULTATIONS MÉDICALES
ET
DU CHARLATANISME,

PAR

Le docteur Eugène FLAVARD,

Membre titulaire de la Société de médecine-pratique de Montpellier, ex-Membre titulaire et Trésorier-Archiviste du Cercle médical de la même ville, Vaccinateur-adjoint du canton d'Aniane, etc.

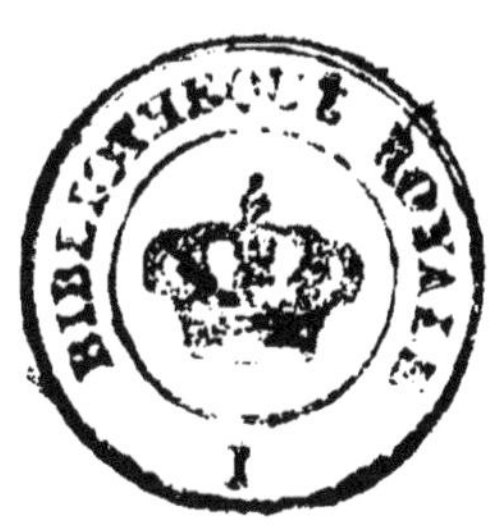

MONTPELLIER,
J. MARTEL AINÉ, IMPRIMEUR DE LA FACULTÉ DE MÉDECINE,
rue de la Préfecture 10.
1842
1843

DES

CONSULTATIONS MÉDICALES.

A QUOI servent les consultations, entendez-vous demander par les gens du monde? Et certains vous jettent à la face ironiquement : *le médecin Tant-pis et le médecin Tant-mieux;* d'autres fervents croyants, au lieu de dénigrer ces conciliabules, leur font honneur de toutes les guérisons, et vous répètent sans cesse : *Quatre yeux y voient mieux que deux.*

Pourquoi cette divergence d'opinions? Pourquoi si peu de discernement de la part de ceux qui refusent ou qui exigent une consultation?

La médecine est une science qui ne peut être bien appréciée que par ceux qui l'ont étudiée et exercée, et chacun croit pouvoir y dire son mot, y donner son avis; aussi voyons-nous ses avantages dépréciés, ses inconvénients méconnus par le vulgaire.

De bonne heure le jeune médecin a à réfléchir sur l'opportunité des consultations, sur leur utilité réelle. C'est un contrôle qu'on fera surtout exercer sur ses premiers actes dans la carrière médicale, et il sent qu'il n'a pas assez de consistance pour choisir; livré à la merci du premier-venu, il a quelque raison de redouter un supérieur qui a droit de vie et de mort sur lui, et qui peut abuser de son influence pour le perdre dans l'ôpinion publique, pour lui fermer la porte des clients.

Quand le temps et la pratique lui ont donné un peu de pertinence, quand il est déjà aguerri, qu'il respire plus librement, il peut regarder en face ces réputations bruyantes qui l'avaient tant effrayé. Plus d'une fois il s'est demandé quelle instruction il avait retiré des consultations, quelle erreur elles lui avaient fait éviter, quel soulagement en avaient obtenu ses malades.

La réponse à ces questions n'a pas toujours été en leur faveur. Plus d'un jeune médecin a pu croire à leur inutilité; souvent même il a fini par se roidir, par refuser tout consultant. Telle n'a jamais été ma pensée; pourtant j'ai aperçu bon nombre d'inconvénients dans le mode de rendre les consultations, et surtout dans le choix des consultants. Essayer de les signaler, c'est réveiller peut-être bien des susceptibilités; c'est heurter, froisser des confrères en tenant le monopole. J'ai pesé toutes ces conséquences, et à ces risques et périls je vais me hasarder à dire toute ma pensée, à ne rien taire de la vérité; seulement j'éviterai de blesser les convenances; je tâcherai de ne pas manquer aux égards qu'on se doit entre confrères en faisant des personnalités; mais je ne descendrai jamais jusqu'à l'adulation, pour m'abriter derrière des renommées bien ou mal acquises.

Il est des consultations écrites et des consultations à domicile; il en est d'autres gratuites ou apparemment gratuites; il en est de secrètes; il en est de publiques. Prenons-les une à une.

Et d'abord, j'élague à dessein les consultations gratuites ou apparemment gratuites; trop souvent elles ont pour motif caché, ou de débiter des recettes, ou de favoriser un pharmacien, auquel le consultant s'associe bassement et sans honte, mais non sans lucre; et ce qu'on aurait de la peine à croire, c'est le plus souvent un médecin bien achalandé qui vous donne ces ordonnances cachetées à l'adresse de son compère, où vous trouvez : *Pilules* n° 1, *potion du D. P.*

Je ne veux pas parler non plus des consultations publiques données à la porte des dispensaires ou des hôpitaux. Tout le monde n'a pas le triste privilége, comme le peuple, d'avoir des mœurs sans secret et des fronts sans pudeur ; ce sont, d'ailleurs, des conseils verbaux et non des consultations motivées.

Quant aux consultations secrètes, mystérieuses, un mot me suffira ; elles sont délicates, scabreuses pour le médecin : l'honneur d'une fille, d'une jeune femme, le repos des familles dépend ici de la discrétion, de la probité du médecin, et le débutant doit plus qu'un autre se mettre en garde contre les suggestions du dehors, l'adresse de certaines gens à lui soutirer une demi-confidence. Qu'il se rappelle, avant de parler, notre célèbre Delpech et sa fin malheureuse.

J'arrive aux consultations écrites demandées par les malades se transportant chez le médecin consultant : elles n'ont lieu ordinairement que pour les maladies chroniques. Comme elles sont habituellement peu lucratives, les médecins consultants les lâchent volontiers ; aussi les personnes atteintes d'affections rebelles, cherchant de porte en porte quelque soulagement à leurs infirmités, après avoir obsédé les vieux praticiens, viennent trouver le débutant dans son cabinet, bien sûres d'avance de ne pas lasser sa patience, et quelques-unes y trouvent un soulagement inespéré, parfois leur guérison, toujours l'espoir d'un retour plus ou moins prochain à la santé. La jeunesse a tant de foi en elle-même qu'elle ne sait pas douter encore, et que l'expérience ne lui a pas appris à se méfier de ses propres forces. Ces consultations sont toujours utiles; elles le seraient davantage si les malades apportaient, ce qu'ils font quelquefois, un journal des divers traitements qu'ils ont subis et des effets qu'ils en ont éprouvés. Le médecin, pouvant y lire les divers moyens employés et leurs effets, bons ou mauvais, en changeant de méthode thérapeutique, en rattachant la maladie à toute autre cause, à d'autres désordres qui pouvaient avoir échappé ou qu'avaient méconnus les premiers consultants, parviendrait à rendre plus facilement la santé à celui qui désespérait peut-être déjà de trouver un terme à ses souffrances.

Ces sortes de consultations sont toujours écrites et souvent par correspondance; ce sont celles qu'on soigne le plus, qui sont le mieux circonstanciées; aussi sont-elles les plus utiles aux malades, celles dont il retire le plus d'avantages; malheureusement le consultant n'y apporte pas toujours l'attention qu'elles méritent. Lisez les consultations d'un BOERHAAVE, d'un BARTHEZ, d'un DUMAS, d'un LORDAT, etc.; après avoir lu leurs consultations motivées et déduites des circonstances, des causes qui ont provoqué le mal, comparez celles de ces médecins transcendants avec celles qui émanent de certains médecins ou chirurgiens, d'ailleurs en réputation, beaux parleurs de ville, qui croient en écrire de bonnes parce qu'ils les écrivent vite.

Bien des médecins, à savoir modeste, des petites villes et des bourgs, qui reçoivent *ces notes*, ne voudraient pas les avouer, et ils auraient de la peine à les supposer de ces consultants en vogue, s'ils n'y lisaient au bas leur nom en toute lettre. Il serait curieux et piquant que quelqu'un s'avisât d'en faire une collection pour la publier avec leurs noms respectifs; on mettrait par là à découvert la nullité de plus d'un praticien en vogue; on démasquerait ainsi ces *savoirs* de salon qui grandissent de loin les réputations usurpées.

Quand on a vu une de leurs consultations, on les connaît toutes; elles sont toutes calquées sur le même patron, et à l'exception du nom des individus et de l'étiquette de la maladie, toutes sont les mêmes: même thérapeutique, mêmes moyens sont conseillés, suivant l'époque de l'année, n'importe la maladie. En été, elles finissent par ce protocole obligé : *Madame ou Mademoiselle prendra tous les matins un verre de petit-lait, quelques bains domestiques; son régime sera plutôt maigre que gras; elle devra faire le voyage des eaux de Barèges ou du Vernet, etc.* Si c'est en hiver: *régime maigre, sangsues, bains, vésicatoires, cautères multipliés*, n'importe le siége du mal, n'importe que ce soit une phthisie, une tumeur blanche, un rhumatisme, une paralysie, une carie des vertèbres ou une maladie des organes génito-urinaires.

Le médecin *ordinaire* est rarement présent à ces consultations prises hors de la maison et souvent à de grandes distances; aussi le plus souvent le malade en revient, persuadé qu'on a méconnu son mal, qu'on lui a donné des remèdes contraires. Dans ce cas, le consultant n'ayant rien à ménager ne se fait faute de déconsidérer son confrère pour se faire valoir et bien rétribuer, et la plupart des médecins le savent si bien qu'au lieu d'un mémoire ou d'une note, ils donnent à leurs malades une lettre de recommandation pour un consultant qu'ils ne connaissent même pas, afin d'éviter ce désagrément; car ils savent qu'en mettant en jeu leur intérêt, ils sont assurés de leur silence et de leur discrétion. Cette lettre est significative.

Les consultations les plus fréquentes, les plus nombreuses et sans contredit les moins utiles, j'ai presque dit les plus inutiles, sont celles que les malades demandent dans leur lit. Les convenances veulent qu'elles soient faites en présence du médecin d'habitude ; c'est l'usage, c'est la prudence, dit-on, qui l'exigent.

Ces consultations à domicile sont ordinairement provoquées par des parents alarmés ; quelquefois elles ont lieu sur la demande du médecin ordinaire, trop faible ou trop craintif pour assumer sur lui seul la responsabilité d'une maladie dont l'issue peut être funeste.

Rarement elles sont un appel franc et loyal de l'inférieur au supérieur, ou de confrère à confrère; étant toujours un contrôle, une investigation, soit malveillante, soit officieuse, elles sont toujours nuisibles à celui qui la demande ou à celui auquel on l'impose. Le consultant est toujours un supérieur, un maître qu'on se donne, qui, pour mettre à l'abri sa réputation et sa perspicacité, sait jeter adroitement dans la conversation quelque phrase ambiguë, recueillie par la famille, et toujours interprétée en sa faveur. Si le malade guérit, *il l'aura prévu;* s'il meurt, ah! s'il meurt, *on l'aura appelé trop tard;* et puis, n'a-t-il pas sous la main les *si*, les *mais*, ces particules si commodes, ces réticences qui font les trois quarts du savoir de certains hommes.

Supposons maintenant le consultant hostile à monsieur *l'ordinaire;* celui-ci ayant à redouter une enquête malveillante de ses faits et gestes, ne l'accepte qu'à son corps défendant; si on l'y contraint, il appelle à son secours (c'est son droit) un troisième qui, venu pour lui, lui donnera gain de cause. De quelle utilité sera donc pour le malade un combat redouté, un duel plutôt qu'une consultation, où le familier est toujours sûr de l'emporter?

S'il y a rivalité entre les consultants, il y aura critique patente ou clandestine, et tout cela tournera au détriment du malade. Qu'y aura-t-on gagné? Tout au plus un surcroît d'embarras. J'ai entendu parler d'une même consultation par deux professeurs dans leurs cliniques, et tous les deux faisaient une version différente, favorable à leur diagnostic, contraire à celui de son collègue. Voilà déjà plusieurs inconvénients des consultations à domicile; pour les éviter, doit-on laisser à *l'ordinaire* le choix de son consultant? On ne sera pas plus avancé.

Les pires des consultations sont celles de la *camaraderie:* tout s'y passe en politesse, à peine si l'on s'y permet quelques avis. La critique en est exclue, demain ce peut être son tour de primer et il y aurait revanche.

Ces sortes de conciliabules, où l'un raconte et l'autre approuve toujours, sont assez communs dans la banlieue des grandes villes. Le familier envoie chercher sans crainte son supérieur, bien sûr d'avance de se voir approuvé et flatté; nul désaccord ne s'élèvera entre eux. Pourquoi ? Faut-il le dire ? C'est que plus d'une fois M. le consultant intéresse le petit praticien, lui donne une prime pour chaque consultation qu'il lui procurera. Ce médecin est un excellent confrère qui ne dépouille et ne trahit personne. Ne voyez-vous pas qu'il y a un pacte tacite passé entre eux, outre les phrases louangeuses et protectrices qu'il laissera tomber ? Il est si facile de glisser quelque pièces de cent sous dans la main d'un pauvre confrère, et si celui-ci reçoit des deux mains, laissez faire sa reconnaissance, l'autre n'y perdra rien.

S'ensuit-il et doit-il ressortir de tout ce qui précède que toutes les consultations à domicile sont inutiles ou nuisibles ? Telle n'est pas ma pensée. C'est une exagération dans laquelle ne peuvent tomber que les détracteurs de la médecine, ou ceux qui méconnaissent tous les avantages qu'en pourraient retirer les malades si elles étaient faites d'une tout autre manière; si, au lieu d'appeler le consultant quand la maladie est bien établie, bien jugée, quand il n'y a plus qu'à diriger les actes successifs du travail morbide, à modérer leur acuité, à combattre ou à enrayer ses tendances vicieuses ou bien à favoriser ses solutions naturelles, on demandait son assistance en temps opportun, au début, et non comme on le fait ordinairement en désespoir de cause.

Les consultations à domicile seraient profitables encore, si, au lieu d'être livrées à la rivalité, à la camaraderie, elles étaient un véritable appel aux lumières, soit d'un confrère déjà rompu à la pratique, soit de confrère à confrère égaux en position, sinon en science.

La médecine dépend des idées de ceux qui l'exercent ou la professent, et jusqu'à un certain point on peut dire encore d'elle : *Tot capita, tot sensus.*

Jamais on ne peut y démontrer jusqu'à évidence les propositions qui s'y débattent ; il serait avantageux qu'il en fût ainsi. La médecine serait alors une science exacte, aisée, infaillible ; car plus le calcul aurait été répété de fois, plus souvent il aurait produit le même quotient, moins on devrait craindre l'erreur. Malheureusement il n'en est pas ainsi ; une maladie provient d'une foule de circonstances dépendantes soit du milieu où l'on vit, soit des idiosyncrasies, des dispositions natives ou acquises, et il n'est pas donné au premier médecin venu de toujours les apercevoir.

La même maladie peut donc différer et diffère même d'individu à individu, suivant l'âge, le sexe, le tempérament, la constitution médicale régnante, etc. ; et ce qui passe inaperçu pour l'un, ce qu'un médecin peut méconnaître au point de vue où il s'est mis, un autre peut le reconnaître jugeant du même point de vue, ou placé dans un autre diamétralement opposé.

Il est donc utile, en cas d'erreur, d'omission ou d'ignorance de la part de l'ordinaire, d'en appeler aux lumières de plusieurs, de rechercher l'avis d'hommes expérimentés ; mais, outre la difficulté du choix suivant la maladie, il s'en trouve un autre qui ressort de la science médicale elle-même. La même maladie peut être guérie par des méthodes, des procédés divers ; des maladies différentes par leur siége et leur nature peuvent se guérir par des méthodes, par des moyens thérapeutiques semblables ou analogues.

Il y a plus, les méthodes curatives diffèrent pour la même maladie, suivant l'opinion du médecin, suivant les lectures dont il s'est nourri, suivant les théories doctrinales qu'il a embrassées ; en un mot, suivant sa bannière médicale. Ajoutez à tout cela les modifications, les rectifications qu'y apporte l'expérience journalière ; et dites-moi si le choix d'un consultant est chose facile, et si l'on peut adopter à la légère tel médecin qui se présentera.

Faudra-t-il donc laisser au médecin familier la faculté de choisir son supérieur ou son conseil ? Je l'ai déjà dit, comme celui-ci ne choisira jamais qu'un confrère charitable et sachant vivre, qui approuvera d'avance les moyens pris et à prendre, on aura dépensé de l'argent en pure perte et sans profit, pour son fils, sa femme ou sa mère en danger.

Fera-t-on mieux d'imposer à un médecin d'habitude un homme qui peut lui être hostile ou son rival? Non, ai-je dit encore; car, après avoir discuté sur le nom de la maladie sans s'entendre, ils différeront d'avis sur le traitement, et la perplexité s'accroîtra.

On croira éviter ces inconvénients en faisant consulter en présence du malade ou des parents : erreur, mécompte encore; car, outre le danger qu'il peut y avoir d'un mot mal compris sur la position du malade, les parents comme le malade peuvent être trompés, se méprendre sur le degré de confiance à accorder aux deux champions. En effet, dans ce cas, chacun cherchera à étaler le plus de connaissance, le plus de mémoire dont la nature l'aura doué, et le plus jeune s'appuiera sur la théorie, quand le plus âgé en appellera à la réelle expérience qui peut être fautive.

Comment, ignorants en médecine, incapables de faire un choix avec connaissance de cause, opter entre les deux? De l'avis duquel se ranger? Il n'y a pas d'ajournement possible, pas de lendemain pour la réflexion; l'indécision est un mal; ici tout retard aggrave la position du malade qui vous est cher. Il faut se décider à l'instant, à tout hasard, en aveugle, ou bien laisser tout à la discrétion du familier : c'est ce qu'on fait le plus souvent, et l'on a des consultants sans consultation.

Que faire? Quel moyen prendre? me direz-vous. Le voici :

D'abord, quand on le peut, on doit être aussi sévère sur

le choix du médecin ordinaire que sur celui du consultant; mais, quand une fois on a accordé sa confiance à quelqu'un, il faut la lui continuer pleine et entière; il faut le prier de tenir un compte exact jour par jour de tout ce que ressent le malade, du progrès du mal, du moyen qu'il lui oppose et des effets qu'il en obtient. Engagez-le à multiplier ses visites aussi souvent que ses affaires le lui permettront; ayez une garde-malade, un étudiant d'hôpital s'il est possible, pour lui rendre bien compte de tout ce qui s'est passé pendant ses courtes absences. Si le mal empire, laissez lire sur votre visage votre anxiété; et quand il vous demandera une consultation, ne vous pressez pas de l'accepter; ayez l'air de l'accepter plutôt par condescendance pour lui que dans l'intérêt de votre parent.

Une fois décidé d'appeler un consultant, s'il le croyait urgent, priez-le avant de vous donner l'extrait exact de son journal, et muni de cette pièce que vous garderez devers vous, vous allez trouver un médecin d'un âge qui suppose l'expérience; un médecin répondra, faites-lui le narré fidèle des symptômes que présente la maladie de votre parent ou de votre ami, des remèdes qu'on a mis en usage, sans toutefois lui dire le nom de votre docteur; si ce médecin entendu et consciencieux vous rassure sur son état, vous donne le même espoir ou vous soumet la même crainte en donnant à la maladie la même dénomination que le familier, payez-lui généreusement son conseil comme en jurisconsulte, et abstenez-vous de consulter. A quoi servirait une consultation? Pourquoi donner à l'homme qui était digne de votre confiance le désagrément d'un supérieur, qui nuira toujours à sa réputation, lui ôte cette assurance qui fortifie le jugement, le rend moins communicatif, moins affectueux envers le malade et moins attentif auprès de lui ?

Si l'on trouve de la divergence entre l'opinion du consultant et celle du docteur, communiquez-lui l'extrait du journal ; s'il persiste et qu'il mérite votre confiance, invitez-le au plus tôt à s'aboucher ensemble, si vous n'aimez mieux avant en consulter un deuxième avec les mêmes précautions.

Le docteur familier, quand vous lui avez accordé votre confiance, est devenu l'ami de la maison, et sûr de votre attachement, il ne se formalisera pas que vous ayez choisi pour consultant celui dont vous entendrez prôner les succès et l'expérience ; et comme dédommagement, de ce jour, montrez-vous plus affectueux envers lui.

La défaveur que jette toujours un médecin consultant sur le familier, peut être préjudiciable au malade ; car, du jour où vous lui avez manifesté le désir, la volonté d'un consultant, vous le verrez plus négligent, moins attentif auprès du malade, puisque vous lui avez enlevé toute gloire de la cure, du jour où vous l'avez déchargé de toute responsabilité. Sans le soustraire aux désagréments des revers, ne serait-ce pas là, sans contredit, le meilleur moyen de consulter au plus tôt, le moyen d'éviter la plupart des consultations ?

Tout ce que j'ai dit jusqu'ici suppose le docteur ordinaire capable, entendu.

Je crois ce mode également applicable pour le médecin des campagnes, pour les villages trop heureux encore d'avoir un officier de santé pourvu de quelques connaissances pratiques.

Ce mode serait surtout profitable aux villages éloignés des grandes villes, et qui ne peuvent pas avoir à toute heure le consultant à leur disposition. On pourrait ainsi plus souvent user des consultations, puisque ce mode entraînerait moins de frais; et il serait plus avantageux et tout autant lucratif au consultant, puisque, sans sortir de son cabinet, sans déplacement, tout en soignant sa nombreuse clientelle, il pourrait se rendre utile à ses confrères, soit en rectifiant leurs erreurs, soit en considérant leur jugement et la validité de leur thérapeutique.

J'ajoute : il serait plus profitable aux malades qu'on en agit ainsi; car le docteur, dans la crainte d'être obligé de donner copie et copie exacte de son journal, serait plus réservé, plus circonspect, plus attentif sur ses actions et ses prescriptions pouvant être plus souvent contrôlées par des hommes capables.

Et les médecins de campagne, pour la plupart, au lieu de s'occuper à peu près uniquement de leur vigne et de leurs champs, au lieu de parcourir en flaneurs les rues ou les cafés du village, sentiraient le besoin de consacrer chaque jour quelques instants à l'étude, à méditer sur les maladies de la constitution régnante, afin de ne pas perdre leur clientelle par leur faute, et pour éviter de passer pour des ignorants aux yeux de leurs confrères.

Le corps ainsi épuré grandirait en considération. Que peut-on conseiller, dans l'état, aux villageois qui ont le malheur de tomber entre les mains de médicastres donnant à tort et à travers au malade des remèdes qui, au lieu de faciliter les périodes ou les actes successifs d'une maladie, en pervertissent le cours, la désaisonnent, passez-moi l'expression ?

Que peut-on conseiller à ceux dont les parents sont traités par certains médecins pusillanimes et craintifs qui ne savent jamais agir, jamais prendre une détermination, et qui, sous le nom de médecine expectante, cachent leur ignorance ou leur incertitude ? Attendre, attendre encore, attendre toujours n'est ni toujours prudent, ni jamais sans danger.

Eh bien ! à tous ces gens-là, plus nombreux qu'on ne pense, il faut leur dire : Dépêchez, dès le début du mal, dans les premiers jours de la maladie, vite un médecin consultant, un médecin de confiance. Si la maladie devient grave, vous n'y serez peut-être plus à temps, et vous pourrez plus d'une fois inscrire sur leur tombe : *Malo medico periit.*

DU CHARLATANISME.

Ce mot, tout le monde le repousse comme une injure ; cette qualité, personne dit ne la mériter ; et cependant, enfant de la concurrence, le charlatanisme est devenu une des lèpres de notre société ; il a envahi aujourd'hui toutes les classes et tous les degrés de l'échelle, depuis le modeste vendeur d'allumettes jusqu'au commerçant le plus distingué, depuis le froc jusqu'à la toge, depuis le maître d'école jusqu'aux corps savants ; partout s'est glissé quelque paria, quelque saltimbanque, quelque bateleur ; et pourtant ce mot, né de l'égout des sociétés, quand notre langue manque de termes pour exprimer des idées grandes et généreuses, compte près de cinquante synonymes pour désigner cette profession équivoque, honnie de tout temps, et dont à Rome on ne voulait pas pour défendre la patrie. Sans doute aujourd'hui les bateleurs des rues, les charlatans des carrefours, les saltimbanques des places publiques ont presque disparu ; la misère et le mépris public les ont relégués dans les hospices, quand le glaive des lois ne s'est vu forcé de s'appesantir sur eux. Ce n'est plus ceux-ci qu'il faut flétrir, du moins ils amusaient en dupant ; ceux qui les ont remplacés trompent en sûreté de conscience, sous la sauvegarde des lois, et au lieu de haine ou mépris, ils jouissent de l'estime publique avec patente et brevet : ce sont ces derniers qu'il faudrait atteindre et flageller. Vomis par la soif de l'or, par une ambition effrénée, on les trouve partout où il y a des dupes à faire, des gens à expolier; rampants, ils se glissent partout, pour pressurer la société en extorquant quelque aubaine; plus méprisables que l'arracheur de dents, le vendeur d'orviétan, le ravôdeur, le médicastre ignare, ils forment une pépinière d'intrigants, une école publique d'immoralité bien plus condamnable que celle à lazzis de bas étage colportés de ville en ville par les Giles et les Tabarins des bateleurs, et si avidement recueillis par les enfants du peuple : ces derniers, surveillés par les autorités, peuvent être réprimés ; les autres sont d'autant moins accessibles par la justice, qu'ils sont élevés plus haut et se cachent sous le masque des vertus civiques. Les uns, sortis de la tourbe du peuple, ont pour excuse la faim, et plus d'une fois la flétrissure judiciaire qui les signale à la vindicte des hommes, du milieu desquels ils sont rejetés ; les autres, nés vicieux, sortent des colléges, ont des mœurs et une *position*. Si donc le charlatanisme des halles n'est plus en faveur, quelques gens adroits, en taisant son nom, l'ont pris en sous-œuvre pour le faire fructifier et progresser : parasites, ils enlèvent goulument le pain du talent modeste, le supplantent et se font valoir au détriment d'autrui ; patelins auprès des grands et arrogants envers les inférieurs, ils savent merveilleusement monter au diapason des circonstances, se prêter aux caprices de la mode, aux exigences du moment, et blâmer un jour ce qu'ils approuveront le lendemain ; prompts à saisir le faible de leur alentour, ils ont un tact particulier pour s'y faire distinguer, s'y rendre nécessaires ou agréables ; habiles à lâcher ces mots à double entente derrière lesquels se retranche l'astuce, ils en imposent ainsi aux personnes qui ne savent distinguer l'ambiguité de la profondeur ; même ils chanteraient faux comme Paillasse et sauteraient comme des bâtons, s'il le fallait, pour cacher une mine à exploiter et dépister sur la route qui y conduit.

Et cependant la police, qui traque et surveille les mimes et les jongleurs, ne peut atteindre cette petite poignée de roués incommodes.

Et comment les prendre? Ils ne portent, comme leur confrère, ni habit rouge, ni chapeau à faux galons, ni moustache, ni sabre qui leur donne l'air bravache des premiers ; ils ne stationnent ni ne paradent jamais sur les places publiques ; loin de là, ils chantent dans les salons, les cercles, et ils voient bonne compagnie : ils trompent d'autant mieux, ils circonviennent le public avec d'autant plus de facilité, qu'ils se présentent à lui sous la livrée des gens de bien et avec leur langage : réputation extérieure intacte, position honorable, parfois talent, toujours éducation soignée, rien n'y manque. L'intrigue et l'astuce les ont mis sur le pavois, et c'est elles qu'ils disent ne pas connaître et dont ils se montrent ostensiblement les ennemis. Et pourtant les charlatans des halles sont dits, et avec raison, gens sans aveu ; on les dits vagabonds, parce qu'ils sont sans foyer ; on les dit inutiles, parce qu'ils sont fainéants ; on les dénonce dangereux, parce qu'ils sont sans mœurs et sans état malgré leur diplôme de capacité, leur certificat de bonne vie et leur médaille de la police, que quelques-uns appendent à leur boutonnière comme un légionnaire sa croix.

Le charlatanisme a suivi les allures, les phases de la prostitution ; comme dans toutes les plaies sociétaires, c'est au haut et au bas de l'échelle qu'il a commencé, pour descendre et se répandre après dans les rangs intermédiaires, toujours les derniers lorsqu'il y a du mal à faire, toujours les premiers à mettre la main à l'œuvre si l'on demande de la vertu, de la générosité, du dévouement.

En haut, comme le cardinal de Richelieu, ils couvrent leurs méfaits de leur soutane rouge, ou leur nullité, de leur fortune, assez souvent d'origine boueuse.

En bas, ils sont peut-être excusables de cacher leurs baillons sous un faux clinquant, sous d'habits d'emprunt, car avant tout ils veulent du pain ; mais les uns et les autres (je parle des charlatans) croient à la vertu comme vous et moi à la dent d'or.

Les premiers se feront congréganistes si la messe est à l'ordre du jour, et seraient sans-culottes effrénés, le jour où quelque nouveau Robespierre décrèterait la messe pour y substituer un Etre-suprême ; les seconds, convaincus d'aller mourir tôt ou tard à l'hôpital, quand le bagne ne les réclame pas, s'arrangent, tant bien que mal, avec la justice, pour être *coffrés* (terme d'argot) le plus tard possible.

Arrière donc ces gens à costume de tréteaux, à pelisse polonaise chamarrée de faux galons ; leur art ignoble s'efface ! Si quelques rares deniers tombent encore dans leur escarcelle, leurs beaux jours sont pourtant passés, l'art a progressé.

C'est à l'abri d'un titre et d'un nom honorable que tout bon charlatan aujourd'hui exploite la confiance du public et lui soutire ses gros sous : il va à Paris dépouiller son air provincial, et il nous revient dressé à dénigrer le mérite modeste et infatué de celui qu'il se suppose ; appris à divulguer les erreurs des confrères et dextre à prôner partout des succès dus au hasard ou controuvés, il sait tourner à son profit et à son avancement ses erreurs et jusqu'à ses fautes.

A savoir médiocre, vil et rampant, il s'insinue adroitement auprès des hommes de mérite ou en crédit, et à force de cajoleries, de complaisances ou de bassesses, à force de crier fort et haut contre tout homme incommode par sa probité et son instruction, il sait faire croire en sa capacité, se mettre en évidence, pour arriver et faire ce qu'on appelle *son chemin*.

Propre à parler de tout à propos de rien, il vante la gauche ou la droite, les centres ou les ministres; il est républicain ou carliste, juste-milieu ou rien du tout, suivant le milieu qui l'écoute; disons mieux, suivant l'exigence de ses intérêts qu'il ne compromet jamais.

On défend aux pauvres hères en plein vent leur mince et frauduleuse industrie, et on les renvoie en Italie ou en Espagne qui nous fournit cette sequelle d'industriels; et quand, comment serons-nous débarrassés de cette parcelle d'exploiteurs en grand, se disant propres à tout et réellement capables de tout? Le barreau compte les siens, les facultés en voient aussi dans leurs chaires; le commerce, oh! le commerce en regorge, en est surchargé, et je leur donnerais volontiers un autre nom si je ne craignais les malignes interprétations.

La société méprise, et elle fait bien, les premiers, petits industriels qui dégoûtent les artisans honnêtes du travail, et corrompent la jeunesse et l'enfance par l'obscénité de leurs propos et de leur graveleux spectacle.

Pourquoi ne mettrait-elle pas à l'index, ne désignerait-elle pas par leur nom propre les seconds? grands industriels, qui appellent *concurrence* ou *commerce* ce que d'honnêtes gens appelleraient *rouerie*, *indélicatesse* ou *larcin*? qui, disséminés un peu partout, déparent toutes les professions en s'en disant le *lustre* et la *gloire*?

La société détourne les yeux des égouts, des lieux infects qui soulèvent le cœur; elle ne s'y aventure qu'après de nombreuses ablutions; elle poursuit de son mépris, et non de sa haine qui suppose la passion, ce ramassis d'écornifleurs et de prostitués, logés pêle-mêle dans les bauges, les taudis des grandes villes, où, comme les gitanos, ils forment une peuplade, une société à part au milieu de notre civilisation. Et parce que le charlatanisme s'est déplacé, a changé d'allure et de masque, repose sur des sophas, compte des jockeis, s'assied à une table splendide, ou voiture sa personne en tilbury, on le choie, on le fête, on va même jusqu'à demander sa protection, rechercher son service, applaudir à ses talents de prestidigitateur moral ou financier.

En attendant qu'il soit fait à chacun selon ses œuvres, je voudrais crayonner à grands traits quelques-uns de ces écornifleurs de haute extraction, mais avec des traits assez saillants pour qu'un chacun, en regardant autour (s'il en apercevait, par aventure), pût y mettre l'étiquette et les classer par famille, par classe et par espèce.

Et tout d'abord se présente à moi le premier de tous

les états, le plus digne d'estime, celui qui peut se vanter de plus de générosité, de plus d'humanité : je veux parler de l'état de médecin, du médecin qu'on trouve toujours auprès du grabat du pauvre, lui prodiguant gratuitement consolation et secours, qui visite à toute heure le réduit modeste de l'artisan alité, comme il entre sans façon dans les appartements à lambris dorés, pour écarter du chevet de l'opulence les souffrances qui ne respectent pas plus le riche sur l'édredon que le dernier goujat sur la paille.

Le médecin, toujours au milieu de la douleur, toujours au milieu des mourants et des pleurs, maître des secrets des familles, gardien de leur honneur, ne devrait, ce semble, compter ni confrère immoral ni charlatan, et cependant on le voit parfois pour un gain sordide oser s'assimiler à ceux du plus bas étage.

Sans doute sont loin de nous ces temps où le médecin prêtait à rire par sa crasse ignorance, et Molière aujourd'hui se verrait contraint de chercher ailleurs ces types de comédie si bien ridiculisés et si dignes de l'être. Le corps s'est épuré, et avec quelque raison il peut se plaindre de la mince considération qui lui est généralement accordée.

Pourtant il compte encore sa nielle et son ivraie, et pour si petite que soit sa portion de tare, il faut bien essayer de la mettre en relief, afin qu'on n'aille pas s'y salir.

Toutefois, je fais mes réserves (vu la susceptibilité du corps), que mes originaux sont pris tout autre part qu'ici.

De tout temps les vaudevillistes, les moralistes de théâtre ont ridiculisé les médecins et leur profession, les ont pris pour but de leur sarcasme. L'on a presque mauvaise grâce de les attaquer encore aujourd'hui, où, pour la plupart, à la tête de la civilisation, ils font partie des gens les plus éclairés et les plus instruits.

Des services réels en tout genre ont depuis long-temps effacé la tache originelle : un savoir sans prétention, une probité reconnue, un désintéressement à toute épreuve, les recommande chaque jour davantage à l'estime publique.

A Dieu ne plaise donc que je déverse le mépris ou le ridicule sur ce corps utile et si peu rétribué ! Je veux le déverser uniquement sur la petite quantité de rebut, d'arrière-faix qui le dépare : c'est elle que je veux stigmatiser, parce qu'elle se cache trop souvent sous une habileté d'emprunt, et qu'elle met à la place de la prudence la hardiesse, et trop souvent une témérité qui en impose au plus grand nombre, incapable de bien juger d'un art connu et apprécié seulement par ceux qui l'ont étudié et exercé long-temps. C'est parmi les chirurgiens principalement qu'on trouve le plus habituellement cette espèce peu probe, qui se targue de savoir et se pavane au milieu de quelques succès mis plus d'une fois à la place de revers, et il est bon de temps à autre de prévenir le public contre ceux qui, pour capter cette confiance qui produit du numéraire, veulent faire du bruit et attirer l'attention.

Je ne connais peut-être rien de plus improbe, de plus

vil et de plus arrogant que cette petite engeance. Les arracheurs de dents (je parle de ceux des halles) ne sont ni plus effrontés ni plus hâbleurs.

Ces sortes de gens multiplient leurs écrits, inventent des procédés *connus*, les modifient, y en substituent d'autres qu'ils disent meilleurs ; et, à force de le dire et de l'écrire, ils finissent par le faire accroire aux malavisés.

S'ils impriment des livres, c'est avec des observations controuvées, tronquées ou dénaturées, écrites, non pour les gens de l'art, ils ne les lisent jamais, mais pour les gens du monde mélancoliques et hypocondriaques, dont l'imagination malade ne tarde pas d'y trouver toutes les maladies qu'ils se supposent.

Et qu'importe la véracité des observations, pourvu que le livre fasse affluer chez eux les malades imaginaires et ceux portant des maladies chroniques, si elles leur amènent large rétribution et des uns et des autres ?

Chez les premiers, malades imaginaires, avec quelques pilules insignifiantes ils feront des cures merveilleuses (c'est une adresse que partagent les charlatans avec tous les médecins capables et consciencieux). Pour les seconds, oh ! pour les seconds, réellement et profondément malades, je n'ose dire la vérité : tant de fois je les ai vus victimes de leur crédulité et d'une confiance aveugle que rien ne légitimait !

Les maladies des femmes, les leucorrhées, la suppression des menstrues, les maladies des voies urinaires chez l'homme sont celles que ces Escobarts choisissent de préférence.

Il est un très-petit nombre d'autres charlatans plus huppés, mais moins dangereux : ce sont les facteurs de systèmes nouveaux, revirements de ceux connus depuis des siècles ; ce sont les fauteurs quand même du Broussisme, du Rasorisme, du Magnétisme ou de l'Homœopathie, qui, sans conviction aucune, sans examen aucun, adoptent pourvu qu'ils puissent espérer de faire bonne curée d'argent. Et remarquez bien que je ne compte pas parmi eux ceux qui se jettent dans ces systèmes pour y ramasser quelque brin de gloire en se faisant les disciples du maître, et qui pour cela ne craignent pas de descendre au rôle de manouvriers de celui qui plus d'une fois leur donnera le coup de pied de l'âne, après en avoir extrait pour lui tout ce qu'il y avait en eux d'intelligence systématique. Le plus souvent cependant on voit ces compilateurs à gages, ces journaliers d'esprit forcés de se séparer les premiers du Messie, quand ils ont vu que les fruits ne répondaient pas aux fleurs ni la récolte à la semence, et qu'ils se sont aperçus que la ligne portait une amorce trompeuse.

On peut dire de ces charlatans ce que Caton disait des augures : « Ils ne peuvent jamais se regarder deux en face, sans pouffer de rire de la bêtise de ceux qui viennent mordre à l'hameçon ».

A ceux-là nous pourrions en joindre d'autres de meilleure lignée et de plus haute extraction : je veux parler des charlatans auteurs. Ceux-ci sont les compères de certains praticiens en réputation, dont ils vont colportant partout le savoir et le mérite, pour en faire rejaillir un peu sur eux-mêmes.

C'est dans la capitale, c'est dans les grandes villes, dans les Facultés, que rampe et s'agite cette petite tourbe d'intrigants. Les Sosies du maître, ils endurent tout, ils se laissent battre et baffouer pour lui, pourvu qu'il leur laisse ramasser quelques miettes qu'il fait de temps à autre tomber à dessein de sa table.

Facteurs de livres pour autrui, folliculaires laborieux, ils suent pour grandir la réputation du parvenu, et ils ne lui cèdent la plume que pour signer en tête du livre ou au bas du journal ; et tout cela, afin qu'après avoir long-temps rampé à la porte du sanctuaire, ils puissent, sous sa protection et par son intermédiaire, se la faire ouvrir ; une fois arrivés, cependant la servitude disparaît, et le disciple, devenu collègue ou confrère, pourra bien lui reprocher ses larcins et divulguer les fraudes et les mensonges qu'il a signés. Ainsi se font certaines réputations, ainsi se ramassent certaines clientelles.

Maintenant irai-je dévoiler les minces procédés de certains docteurs, et dois-je leur infliger l'épithète de charlatans? Il me répugne de le faire, tant est pauvrette et peu profitable leur méthode !

Parlerai-je de celui qui affiche des consultations gratuites ou apparemment gratuites? Pauvre enseigne! Gueux pour l'ordinaire, à peine s'il a pour payer ses termes de loyer.

Flétrirai-je le faux dévot, prosterné à deux genoux au bénitier des églises pour demander aux passants, en faveur de sa dévotion, une clientelle qu'il convoite? Bien que ces momeries rapportent un peu plus, et que les honnêtes gens laissent rarement s'en aller les mains vides, les Orgons sont rares aujourd'hui, et il est difficile de ne pas afficher ce calcul et de cacher son ignorance quand on n'a ni titre ni fortune pour la dissimuler.

Dois-je classer parmi les adresses du charlatanisme certains procédés de quelques médecins en vogue, et même d'un vrai mérite? Pourquoi pas? Que ne fait pas faire la crainte d'un concurrent, ou plus capable, ou plus heureux? Au reste, que chacun en juge.

N'est-il pas d'un charlatan de faire attendre les gens à la porte, de les faire revenir plusieurs fois quand on est dans son cabinet d'étude, les pieds dans ses pantoufles, occupé à se rogner les ongles ou à tailler sa plume?

Mais dans cette antichambre on s'est rencontré avec quelques flâneurs et plusieurs clients ou malades aussi exacts, aussi patients que les plaideurs à la porte de leur avoué ou de leur avocat; on y a lu le journal du jour ou quelque feuille littéraire, et l'on en sort plein d'admiration pour son savoir, et presque peiné d'être venu déranger un chirurgien pouvant à peine suffire à une clientelle nombreuse sans doute, puisqu'elle ne lui permet pas de se trouver chez lui aux heures convenues.

Dirai-je ce que font parfois des chirurgiens en vogue pour colporter par la presse, multiplier par elle des succès qui font venir de loin ces chalands bien boursés, lésinant souvent quelques écus au chirurgien ordinaire qui les a soignés long-temps avec zèle et entendement, et qui donnent tout sans compter aux autres ? Tantôt l'un fait des livres, à cet effet remplis d'observations menteuses ; tantôt un autre parcourt les rues escorté de nombreux aides, portant à la main, ou à demi-cachés sous le bras, les redoutables instruments d'une mutilation à faire ; celui-ci, pendant la saison des bains, se fera annoncer aux eaux de Vichy, de Vernet ou de Barèges, et il y arrivera de nuit et bruyamment, sans respect pour le repos des pauvres baigneurs.

Celui-là fera annoncer par la voie des journaux et son arrivée et son prochain départ de Marseille ou de Lyon, y fera prôner une opération, quand la mort du malade ira le trouver à la première poste.

Quelle étiquette mettre, comment qualifier certains moyens employés par certains chirurgiens de première volée ?

L'un mettra sur le compte d'une *diarrhée chronique* ou d'un *érysipèle* la mort d'amputés évidemment due aux suites, aux accidents divers qui suivent les grandes opérations.

Un autre fera emporter et enterrer à la sourdine, sans apparat, le pauvre patient venu de bien loin pour se faire tailler, lithotritier, ou bien se faire brûler une tumeur blanche, et il mettra aussi sur le compte d'une *épidémie régnante,* sur l'*émaciation* du sujet, son défaut de *résistance vitale;* ce qui est le résultat nécessaire, tantôt de funestes manœuvres, tantôt de maladresse, et le plus souvent du défaut de soins apportés pour prévenir ou arrêter les accidents secondaires. Et ils le disent tout haut, ils l'impriment même indépendamment; et c'est ainsi qu'*ils écrivent l'histoire.*

Tel autre court, le soir, les rues en calèche, pour grossir sa réputation, s'arrête, stationne toujours partout où il y a foule, afin que les pauvres piétons, les promeneurs inoffensifs, obligés, pour la contourner, de rompre la rectitude de leurs monotones allées et venues, se demandent : A qui cette malencontreuse voiture? — Mais, à M. un tel, médecin. Il a atteint son but; il n'y était pas pour autre chose, et nous pourrions citer plus d'une visite intempestive occasionnée le lendemain par ce stationnement à la porte d'un ami ou d'un parent se portant bien la veille.

Tel autre, pour le même motif, fera le matin des visites en voiture, d'où il enverra un salut protecteur aux uns, un baise-main aux autres, s'arrêtera avec ce client en santé, demandera à celui-là des nouvelles de la petite migraine de madame : c'est ainsi aujourd'hui que certains médecins tiennent en haleine une réputation qui s'en va, et pour cela, rien de mieux que de se faire remarquer, en éclaboussant passants et boutiquiers.

Il n'est pas jusqu'au cynisme, à l'originalité, dont on ne se soit servi pour le même motif. Maintenant pourrai-je regarder comme charlatan le jeune docteur qui brigue le titre de médecin des pauvres? Pauvre moyen, qui ne rapporte guère, à moins cependant de quelque adresse de la part du titulaire : cette enseigne est morale, et c'est celle qu'on peut avouer, qu'on devrait ambitionner plus volontiers si l'on voulait s'entourer de la considération dont elle manque, du moins dans certaines villes. Ce n'est plus du charlatanisme.

Mais il est un moyen qui frise le charlatanisme, ou du moins qui suppose dans celui qui l'emploie quelque tendance, quelque désir de s'en servir : ce mode, le savant imberbe, le petit prétendant au savoir s'en servent : je veux parler des cours gratuits ou non placardés à tous les coins des rues. Ce moyen m'a toujours fait sourire, car il me rappelle d'avoir été quelquefois (à Paris s'entend) le bénévole auditeur de ces débutants. Y compris le concierge et le professeur libre, nous étions cinq, quelquefois six, rarement huit.

J'ai quelquefois conseillé ce procédé à mes amis les demi-savants (qui en valaient bien d'autres), à condition toutefois qu'ils ne m'extorqueraient pas la promesse d'y venir perdre quelques demi-heures. Qu'on n'aille pas s'imaginer que j'incrimine toujours ce mode de se faire connaître, de se produire ; je ne commettrai jamais la méchanceté de l'assimiler aux autres : il est toujours louable quand il a pour but de s'essayer à l'enseignement. Ainsi plus d'une fois ont commencé nos grands maîtres ; malheureusement l'amour-propre est lynx pour autrui, taupe pour lui.

Aujourd'hui pour se faire connaître, du moins pour arriver à la fortune, il suffit parfois d'un mot nouveau, quelquefois d'une idée originale pour se mettre à la vogue ; et ceci me rappelle l'adresse d'un accoucheur inconnu, qui, pour s'acclimater, changeait tous les trois mois de logement, se faisait appeler la nuit dans les divers locaux abandonnés, par de prétendues marquises ou comtesses (en mal d'enfant, disait son domestique). Que de contre-façons on en a vu depuis !

N'est-ce pas de lui qu'est venue la mode de se faire appeler sur la fin d'un repas, un jour de noce, au moment du coucher de la mariée, ou bien au sortir de l'église, par un client officieux, avec une adresse qui ne laisse pas naître le soupçon ? Mais ces menées ne vaudront jamais celle dont on s'est servi quelquefois pour obtenir à l'Institut une majorité rien moins que certaine.

Si tous les procédés du charlatanisme médical que nous venons de tracer, ne méritent ni d'être traînés dans la fange, ni d'être mis au ban de l'opinion publique, tous méritaient d'être dévoilés, et quelques-uns pouvaient dignement figurer à côté des moyens du charlatanisme des traiteaux; et messieurs les charlatans des halles pourraient, en leur faisant allusion, parodier ce que disait une prostituée célèbre à une dame quelque peu prude : « Notre métier, madame, n'a rien valu du jour où bien d'honnêtes personnes qui nous méprisent, nous ont emprunté, non pas toujours, notre langage et notre front sans vergogne, mais toujours nos moyens du boudoir et nos manéges de coulisses. »

J'ai dit les diverses méthodes et quelques-uns des procédés que font employer la soif du gain, la concurrence ou l'improbité; jusqu'à présent on ne les avait pas classés parmi la trop nombreuse famille des charlatans : jusqu'ici on les avait dénommés *hommes à savoir-faire*. Ai-je bien fait de les y placer? le public les y laissera-t-il? Je m'en rapporte à son jugement, et s'il m'était favorable, je lui promets sous peu la suite du tableau ou tout le revers de la médaille. Et quoique La Fontaine nous apprenne que le charlatanisme est vieux comme le temps, et que c'est peine perdue d'attaquer cette engeance vivace, puisqu'il nous dit :

> Le monde n'a jamais manqué de charlatans :
> Cette science de tout temps
> Fut en professeurs très-fertile ;

nous opposerons La Fontaine à lui-même, et nous dirons après lui :

> Il est bon d'être charitable ;
> Mais envers qui? c'est là le point.
> . . . .
> Il faut faire aux méchants guerre continuelle ;
> La paix est fort bonne de soi,
> J'en conviens; mais de quoi sert-elle
> Avec des ennemis sans foi?

FIN.

www.ingramcontent.com/pod-product-compliance
Ingram Content Group UK Ltd.
Pitfield, Milton Keynes, MK11 3LW, UK
UKHW021815190726
13853UKWH00003B/1001